RAPPORT

SUR L'ÉPIDÉMIE

DE

SUETTES MILIAIRES

QUI A RÉGNÉ

A AUBIÈRE EN 1874

PAR LE DOCTEUR NIVET

Membre Correspondant de l'Académie de Médecine de Paris
Professeur à l'Ecole de médecine et de pharmacie
Médecin des épidémies, Médecin de l'Hôtel-Dieu de Clermont
Directeur de l'Ecole départementale d'accouchements
Ancien Interne en médecine et en chirurgie des Hôpitaux civils de Paris
Membre de l'Académie des sciences, belles-lettres et arts et de la Société médicale de Clermont
Membre honoraire ou correspondant
de plusieurs Sociétés savantes françaises et étrangères.

CLERMONT-FERRAND

IMPRIMERIE FERDINAND THIBAUD, LIBRAIRE

Rue Saint-Genès, 8-10.

1881.

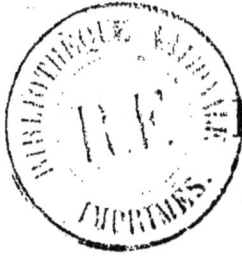

RAPPORT

SUR

L'ÉPIDÉMIE DE SUETTES MILIAIRES

Qui a régné à AUBIÈRE en 1874

Par le Docteur NIVET

Médecin des Épidémies, professeur à l'École de médecine
et de pharmacie de Clermont,
Membre de l'Académie de Médecine de Paris.

———

Ce rapport résume les observations qui ont été recueillies par MM. Nivet, Teilhol, Pojolat, Pourcher, docteurs en médecine, Valude et Mazuel, internes de l'Hôtel-Dieu, qui faisaient partie du service médical établi à Aubière, pendant l'épidémie de 1874.

Topographie, géologie, hydrologie, météorologie.

Le bourg d'Aubière est situé au S.-E. et à 4 kilomètres de Clermont, au fond d'une vallée qui se dirige du S.-O. au N.-E.

Il est traversé par l'Artières dont le lit est creusé dans le calcaire marneux. Vers l'Est, au-delà du Bourg, ce ruisseau rencontre des alluvions et des petits cours d'eau qui proviennent de la plaine marécageuse de Sarliève.

Les hautes collines calcaires qui s'élèvent du côté du Sud, sont couvertes par les basaltes qui couronnent la montagne de Gergovia. Du côté du Nord, les coteaux moins élevés et de nature également calcaire, sont sous-jacents à des assises variables de laves, de scories volcaniques et de terrains d'alluvions.

Le ruisseau d'Artières n'est pas endigué; lorsque ses eaux sont abondantes, il devient très-large et laisse, quand il se retire dans un lit plus étroit, une couche de vase qui se dessèche au soleil; néanmoins les fièvres intermittentes sont rares à Aubière (Docteur Teilhol).

Le béal ou bief, dont les eaux font tourner les moulins et servent à laver les lessives, présente un fonds de vase à laquelle se trouve mêlée une certaine quantité de savon commun plus ou moins altéré.

La population d'Aubière est alimentée par une fontaine et un grand nombre de puits.

Les eaux provenant de ces diverses sources ont été analysées par M. Truchot, professeur à la Faculté des sciences de Clermont.

Avant de résumer son travail, M. Truchot établit que, pour être potables, les eaux doivent contenir moins de 600 milligrammes de sels terreux, très-peu de sulfate de chaux, de nitrates et de matières organiques. Elles doivent renfermer une notable quantité d'oxygène. C'est en nous basant sur ces données que nous avons séparé les eaux des puits d'Aubière en quatre catégories.

1re *catégorie.* — Eau de la fontaine publique : elle est de bonne qualité; elle contient seulement $0^{gr}304$, de chlorure de sodium, de carbonates de magnésie et de chaux; des traces de sulfate de chaux et de matières organiques. Elle est suffisamment chargée d'oxygène, malheureusement elle est insuffisante pour alimenter la totalité du bourg, et elle tarit quelquefois pendant les chaleurs de l'été.

2e *catégorie.* — 1°. Puits du Communal, route de Clermont; 2°. de M. Arnaud, rue de la Gaîté; 3°. de M. Mazin, rue de la Planche; 4°. de Mme Blanc, rue du Paradis; 5°. de M. Chossidon, rue du Canal. — Dans les eaux de ces puits, les sels terreux et autres ne dépassent pas $0^{gr},500$; les proportions de sulfate de chaux sont minimes (0,051 à 0,085), celles des nitrates également (0,015 à 0,020); il en est de même des matières organiques dont le poids a oscillé entre $0^{gr},020$ et $0^{gr},050$. Quoiqu'un peu crues et ne renfermant pas une quantité abondante d'oxygène, ces eaux sont assez bonnes.

3e catégorie. — 1º. Puits de M. Fonteix, rue Saint-Etienne; 2º. de M. Planche, rue du Chambon; 3º. de M. Bel, rue Desaix; 4º. de M. Mazin, rue du Maznen; 5º. de M. Ebély, rue du Champ-Voisin; 6º. de M. Monteil, rue de la Biche; 7º. de M. Arnaud, rue Saint-Vincent; 8º. de M. Dégironde, rue des Bons-Enfants; 9º. du Communal, rue de l'Eglise; 10º. autre de la rue de la Rasette; 11º. de M. Joux, Grande rue; 12º. de M. Terringot, rue de l'Eglise; 13º. de M. Rugère, rue du Cimetière. Les matières solides contenues dans un litre d'eau de ces puits ont varié entre $0^{gr},600$ et $1^{gr},600$. Ces eaux sont mauvaises, elles renferment trop de sulfate de chaux ($0^{gr},110$ à $0^{gr},280$), de nitrates ($0^{gr},025$ à $0^{gr},050$) et de matières organiques ($0^{gr},030$ à $0^{gr},080$), point assez d'air. Ces eaux ne devraient plus être employées dans l'alimentation.

4e catégorie. — Le puits de M. Charles, rue Saint-Antoine, est le seul de cette classe; ses eaux ne sont pas potables et renferment $2^{gr},550$ de résidus solides, dont $0^{gr},470$ de carbonate de magnésie, $0^{gr},523$ de carbonate de chaux, $0^{gr},346$ de sulfate de même base, $0^{gr},843$ de chlorure de sodium, $0^{gr},035$ de nitrates, $0^{gr},065$ de matières organiques, et pourtant on y trouve une proportion assez notable d'oxygène, soit, 17 p. 100.

Les conditions hygiéniques, topographiques et atmosphériques au milieu desquelles vivent les habitants d'Aubière étant analogues à celles dans lesquelles est placé l'Observatoire de Clermont, j'ai pensé qu'il serait utile de consigner ici les observations météorologiques recueillies dans cette station et publiées par M. Alluard, dans les Mémoires de l'Académie des sciences, belles-lettres et arts de Clermont en 1874.

Voici d'abord les renseignements concernant le mois de mars : Les hauteurs barométriques ont varié entre $741^{mm}88$ et $721^{mm}72$, ce qui donne une moyenne de $734^{mm}84$ et une différence entre les minima et maxima de $20^{mm}16$.

La température moyenne a été de $+ 5º,56$ centigrades; celle des 7 dernières années a été de $+ 7º,40$. La plus élevée a atteint $+21º$, la plus basse $— 7º,13$, ce qui donne une différence de 28º,3.

Le nombre des jours de pluie et d'orages a été de 9. En 1874, mars a été relativement froid.

Au commencement de ce mois, les pentes Nord du puy de Dôme étaient couvertes de neige; le 9, nouvelle couche plus abondante qui gagne les hauteurs de Royat; le lendemain, neige à Clermont. Le 20, la neige a disparu, même au puy de Dôme; plus tard il y a eu 5 à 6 jours de beau temps.

Observations faites en Avril.

Baromètre. — Hauteur moyenne : 726^{mm},14 ; hauteur la plus élevée : 736^{mm},67 ; la plus basse : 704^{mm},87 ; écart : 31^{mm},80.

Température moyenne : + 10°,74 ; moyenne des 7 dernières années : + 11°,16.

Journée la plus chaude : + 26°,1 ; la plus froide : — 2°,6.

Nombre des jours de pluie : 8.

Le 2 avril, coup de vent et pluie dans la Limagne, neige sur le puy de Dôme. Le 12, après une seconde bourrasque, couche légère de neige sur la même montagne. Gelée dans la nuit du 29 au 30 ; les vignes et les arbres fruitiers ont beaucoup souffert.

Observations recueillies en Mai.

Hauteur moyenne du baromètre : 726^{mm},46 ; hauteur maximum : 735^{mm},92 ; hauteur minimum : 718^{mm},20. Ecart : 17^{mm},72.

Les observations pendant les 7 dernières années ont donné des résultats analogues.

Température moyenne : + 10°,87 ; extrême en chaud : + 30°,5 ; en froid : — 3°,0. Différence entre les extrêmes : 33°,5. Pendant les 7 années précédentes les différences ont été moins grandes.

Le nombre des jours de pluie, plus grand que la moyenne des années précédentes, a été de 11.

La période de froid qui avait commencé le 29 avril, a continué jusqu'au 6 mai. Le 7, le puy de Dôme est couvert de neige ; le 8, pluie ; le 9, averses et grésil ; 10, 11, 12, 13, 14, 15, 16, temps couvert, un peu de pluie, vent du Nord très-froid. Nouvelle période de froid du 17 au 20 ; température plus chaude du 27 au 31.

La température du mois de juin, sauf des abaissements passagers, a été généralement bonne, le vent a été variable.

Les mêmes conditions météorologiques ont existé dans d'autres villages de notre pays sans déterminer des suettes miliaires.

La plupart des rues d'Aubière sont étroites, boueuses ou encombrées de fumiers ; heureusement les maisons sont peu élevées, la ventilation s'y fait, pour ce motif, assez facilement.

Les appartements, dans les maisons des gens riches ou aisés, sont grands, bien aérés et bien éclairés.

. Notons en passant que l'une des rues neuves, qui longe la partie Sud du village et qui est large et bien aérée, a payé son tribut à l'épidémie autant que les rues malsaines.

La population est de 4,519 habitants. Elle est composée

d'hommes généralement forts, robustes et travailleurs ; riches et économes ; elle fournit une proportion peu considérable d'exemptés à l'époque de la conscription.

Pendant la première partie de l'épidémie, les habitants d'Aubière, attirés dans les champs par des travaux pressés, continuaient de travailler quoiqu'ils fussent fatigués ou mal à l'aise ; il en résultait que, lorsque la maladie les surprenait au milieu de leurs travaux, ils étaient frappés très-vivement et presque tous succombaient.

La mort de plusieurs a rendu les autres plus prudents et la proportion des décès a diminué.

Comme dans toutes les épidémies, les plus prédisposés ont été plus vivement et plus fortement frappés ; pour ces divers motifs, les moyens thérapeutiques employés au début n'ont pas empêché la mort des cinq premiers individus atteints, quoique le médecin de la localité, M. Teilhol, eût parfaitement reconnu, tout d'abord, la nature de la maladie. Ce docteur avait eu l'occasion d'observer et de traiter la suette miliaire à Davayat, en 1866.

Je dois dire encore que, par suite d'un préjugé répandu dans le peuple, les malades affectés de suette miliaire étaient étouffés sous de nombreuses couvertures qui provoquaient des sueurs excessives ; il en résultait, lorsqu'on était obligé de les changer de linge, des refroidissements dangereux.

D'autre part, la grande perte d'eau que subissaient les malades, avait encore l'inconvénient d'augmenter la proportion des globules et de la fibrine, d'épaissir le sang et de rendre la circulation plus difficile. Ce qu'il y a de certain, c'est que beaucoup de malades qui ont succombé pendant la période d'éruption, présentaient une teinte foncée de la peau, ce qui faisait dire aux habitants d'Aubière que ces malades décédés devenaient *tout noirs*.

Historique.

Pendant les mois de mars et d'avril 1874, on avait observé, à Aubière, quelques cas de suette miliaire.

Le docteur Teilhol qui avait rencontré antérieurement des faits de même genre dans cette localité, se préoccupa peu de la nouvelle apparition de cette maladie. Mais, lorsqu'il eut constaté que tous les individus atteints étaient morts, quand, dès les premiers jours de mai, il eut vu augmenter le nombre des malades, il invita M. le Maire de la commune à solliciter le concours du Médecin des épidémies.

Le 8 mai, M. le Maire d'Aubière se rendit auprès de M. le Préfet et lui annonça qu'une épidémie graduellement croissante avait envahi la commune dont l'administration lui était confiée, que le médecin de l'endroit était dans l'impossibilité de suffire à la tâche qui lui était imposée, que les indigents manquaient de médicaments, et qu'il était urgent d'organiser un service médical supplémentaire.

Le soir même, je recevais l'invitation de me rendre à Aubière et de constater la nature de la maladie épidémique, de faire, dans le plus bref délai, un rapport sur les moyens à employer pour enrayer la marche croissante de la maladie.

Le lendemain, 9 mai, je me rendis dans le bourg infecté et je visitai, en compagnie du docteur Teilhol, les personnes les plus fortement atteintes : toutes étaient affectées de suette miliaire simple ou compliquée.

Le 10 mai, je proposais, dans mon rapport à M. le Préfet :

1°. d'envoyer sur les lieux le docteur Pojolat qui devait concourir, avec M. Teilhol, à traiter la maladie épidémique ;

2°. D'autoriser les religieuses du Bon-Pasteur établies à Aubière, à fournir gratuitement, aux indigents malades, les remèdes qui leur seraient prescrits par les médecins.

M. le Maire d'Aubière est resté constamment à son poste et a fait exécuter toutes les mesures hygiéniques qui lui ont été indiquées; il a courageusement accompli, jusqu'à la fin de l'épidémie, la tâche que lui imposaient ses fonctions.

Le 11 mai, M. le Préfet donnait son approbation aux mesures proposées, et, le même jour, le docteur Pojolat était installé chez M. Teilhol qui avait bien voulu lui offrir un gîte et la nourriture.

Après quelques visites faites en commun, la méthode de traitement fut étudiée et les divers moyens à employer furent arrêtés.

Malgré la présence d'un nouveau docteur, les habitants d'Aubière, qui avaient une grande confiance dans leur médecin ordinaire, continuaient de le harceler jour et nuit.

Cet énorme labeur devait mal finir. Le 16 mai, à deux heures du matin, M. Teilhol fut atteint de légers frissons compliqués d'anorexie, de nausées et de sueurs abondantes. Il prit, sur-le-champ, la résolution de se faire transporter à Clermont, où il a présenté les symptômes d'une suette miliaire des plus graves, mais qui, heureusement, s'est terminée par la guérison.

Le service médical se trouvait de nouveau réduit à un seul médecin, et le nombre des malades augmentait toujours.

M. le Préfet me chargea d'inviter M. le docteur Pourcher et MM. Mazuel et Valude, internes de l'Hôtel-Dieu de Clermont, à s'établir à Aubière, où ils sont restés jusqu'au 11 juin.

Pendant toute la durée de cette épidémie, j'ai fait, tous les deux jours, des voyages dans le bourg envahi, et j'ai visité avec mes confrères les malades qui offraient les symptômes les plus graves, les complications les plus sérieuses.

Etiologie.

J'ai vainement cherché dans les conditions hygiéniques, au milieu desquelles vivent les habitants d'Aubière, les causes de l'épidémie de suettes miliaires dont ils ont été les victimes.

Le bief et le ruisseau sont un peu fangeux, mais ils ne l'ont pas été cette année-là plus que les autres; les rues sont étroites et encombrées de fumiers, mais ces conditions existent dans une foule de villages de la Limagne qui n'ont pas été envahis. Je ne pouvais pas invoquer la contagion; Aubière a payé seul un large tribut à l'épidémie, et rien ne prouve que la suette miliaire ait été importée dans ce bourg par des étrangers.

La maladie n'a eu que de faibles retentissements à Clermont et dans quelques autres localités. (M. Dubest l'a signalée à Lempdes et à Pont-du-Château).

L'émigration n'a pas répandu la suette miliaire dans les villages où plusieurs habitants d'Aubière se sont réfugiés.

Les rues les plus malsaines n'ont pas offert un plus grand nombre de malades que les rues les plus larges et les plus aérées.

La fatigue corporelle et la peur ont paru jouer le rôle de cause aggravante.

Comme on a observé, chaque année, à Aubière, quelques cas isolés de suette miliaire, on est autorisé à penser que les causes inconnues qui provoquent cette maladie ont agi avec plus d'intensité en 1874, sans qu'on puisse en expliquer les motifs.

D'autres villages : Davayat, Gerzat, Mezel, Chauriat qui avaient antérieurement présenté des épidémies de suettes miliaires, n'ont offert rien de semblable en 1874.

L'accumulation d'un grand nombre d'individus dans des chambres trop étroites m'a semblé favoriser la propagation de la maladie. J'ai vu, dans l'une des maisons de ce village, une femme et ses quatre enfants affectés de suettes miliaires qui, heureusement, n'ont pas été graves. La mère seule a été sérieusement malade.

Les ivrognes, les personnes qui ont continué de travailler après avoir ressenti les premiers symptômes de la maladie, ceux que cette affection a surpris au moment où ils étaient épuisés par un travail excessif, par des nuits passées auprès des malades, ceux enfin qui avaient une grande frayeur de l'épidémie, ont eu des suettes miliaires graves et souvent mortelles.

Apparition et marche de l'épidémie.

Pendant une première période, la suette , quoique très-grave , a atteint un petit nombre d'individus; je vais analyser, en quelques mots , les faits qui ont été observés à cette époque par le docteur Teilhol.

1°. Dans les premiers jours de mars, un premier malade a offert les symptômes d'une bronchite. Le 21 du même mois, cette maladie a pris une forme aiguë. La miliaire s'est montrée le 25 : les sueurs ont été modérées , l'éruption s'est faite d'une manière incomplète ; l'agitation et le délire sont devenus bientôt excessifs , le malade est mort le 30 mars (Taillandier, Gilbert, 38 ans).

2°. Le second malade atteint , le 19 avril , d'une pneumonie congestive, s'est alité le 21 ; le 25 avril : épistaxis, sueurs et éruption miliaire. A ce moment-là les signes stéthoscopiques de la pneumonie ont disparu. Le 26, l'éruption pâlit, la sueur se supprime, le malade meurt le 27 avril. (Hervais, Martin, 30 ans).

3°. Le troisième individu a été affecté de bronchite capillaire fébrile le 23 avril. Les jours suivants: cessation de la toux et de l'expectoration , apparition des sueurs et de la miliaire; dans la nuit du 26 au 27, suppression des sueurs ; l'éruption est peu apparente, des suffocations très-fortes surviennent, le décès a lieu le 28 avril. (Gioux, Martin , 36 ans).

4°. Courbaturé le 29 avril, Bourcheix, Antoine, 36 ans , a pris un purgatif le 30. Il a travaillé le 1er et 2 mai, et a éprouvé le 3 un frisson suivi d'une fièvre vive avec sueurs; du 4 au 5 mai, éruption miliaire. Le 5 et le 6, marche régulière de l'éruption ; du 6 au 7, délire , agitation très-forte, décès le 8 au matin.

5°. Breuly, François, âgé de 51 ans , a présenté, le soir du 3 mai, du frisson, puis de la chaleur et de la sueur avec fièvre, courbature et oppression ; le 4 ipécacuanha; le 5, le malade est assez calme , le pouls donne 60 pulsations : éruption miliaire. Dans la nuit du 5 au 6, suppression de la miliaire, accidents tétaniques , mort à six heures.

Pendant les premiers jours de mai, les malades sont devenus de plus en plus nombreux.

Nous allons résumer , dans un tableau général, les observations dans lesquelles le début de la maladie a été signalé ; nous placerons en regard et à leur date, les décès occasionnés par les suettes miliaires.

TABLEAU indiquant le début et la fin de l'épidémie.

DATES.	DÉCÈS.	NOMBRE des INVASIONS.	DATES.	DÉCÈS.	NOMBRE des INVASIONS.
2 mai.		1	17 mai.	1	6
5 »			18 »		6
4 »		1	19 »		2
6 »	1	2	20 »		2
7 »		5	21 »	1	1
8 »	1	5	22 »		7
9 »		11	23 »		2
10 »		5	24 »		2
11 »	1	19	25 »		4
12 »	1	10	26 »	1	1
15 »	4	22	27 »	1	2
14 »		50	28 »		1
15 »	1	11	50 »	1	
16 »	2	17			

On voit, d'après ce tableau, que c'est du 9 au 16 mai que le nombre des invasions a été le plus considérable.

La proportion la plus grande des morts a été notée le 13.

Le 4 juin, une légère recrudescence s'est produite; puis la maladie a été réduite à des cas isolés très-rares après le 11 du même mois.

TABLEAU relatif à l'âge, au sexe des malades, à la mortalité.

AGE.	SEXE		MORTS		GUÉRIS		TOTAUX.
	Masculin.	Féminin.	Sexe Masculin.	Sexe Féminin.	Sexe Masculin.	Sexe Féminin.	
De 1 à 4 ans.	2	1	»	»	2	1	3
— 5 à 9 —	4	»	»	»	4	»	4
— 10 à 14 —	5	»	»	»	5	»	5
— 15 à 19 —	6	5	»	»	6	5	11
— 20 à 29 —	25	19	5	1	21	18	45
— 50 à 59 —	21	25	7	2	16	25	50
— 40 à 49 —	22	52	2	2	20	30	54
— 50 à 59 —	7	9	1	»	6	9	16
— 60 à 69 —	2	1	»	»	2	1	3
— 70 à 79 -	1	2	»	1	1	2	4
Non indiqué . . .	4	8	»	»	4	8	12
			15	6	85	99	205

Il faut ajouter à ce dernier chiffre environ 40 personnes qui ont été atteintes de suette et sur lesquelles nous n'avons pu obtenir aucun renseignement précis, parce qu'elles ont été traitées par des médecins étrangers au service médical établi à Aubière. Ce qui nous donne un chiffre de 243 suettes miliaires. Les maladies étrangères à la suette miliaire ont été comptées à part.

Age des individus atteints.

Un petit garçon, âgé de 11 mois, a été affecté d'une miliaire peu intense. Les enfants de 1 à 15 ans ont été très-peu nombreux.

Ce sont les personnes âgées de 20 à 49 ans qui ont payé le plus large tribut à la maladie régnante.

Influence des sexes.

Au début de l'épidémie, les hommes, fatigués par les travaux des champs, ont été atteints plus gravement et en plus grand nombre que les femmes ; plus tard, ce sont les femmes qui, ayant passé les nuits auprès des malades, ont été frappées plus souvent, mais d'une manière moins dangereuse.

L'infection a-t-elle joué un rôle important? cela est possible ; mais on ne m'a signalé aucun exemple positif de contagion.

En résumé : plus de femmes atteintes, plus de morts parmi les hommes.

Nous devons, avant de terminer cet article, comparer le nombre des malades et des décès au chiffre de la population d'Aubière. Sur 4,519 habitants composant la population de ce bourg, 243 ont été affectés de suettes miliaires et 19 ont succombé ; ce qui nous donne un malade pour 18 ou 19 habitants, et un décès pour 237 à 238.

Parmi les individus affectés de suette miliaire, on compte 1 décès pour 7 guérisons.

Indépendamment des morts déterminées par l'épidémie, on a inscrit, en avril, 5 décès; en mai, 4 décès occasionnés par des maladies étrangères à l'affection régnante.

En 1873, on avait enregistré, en avril, 5 décès et en mai, 7. Somme toute, la suette d'Aubière, si l'on embrasse la généralité des faits, n'a pas été très-meurtrière.

Symptômes.

Les prodromes de la suette miliaire, quand ils existent, sont : la courbature, une fatigue générale, l'inappétence, auxquelles peuvent se joindre des frissons erratiques, des douleurs vagues ou articulaires, du lumbago. Ces derniers symptômes peuvent ne se montrer qu'après l'apparition du frisson initial qui est plus ou moins intense et prolongé. Ce frisson est suivi de chaleur vive, d'agitation, de fréquence du pouls, de malaise général. La peau, sèche au début, se couvre bientôt d'une sueur plus ou moins abondante. Il y a, en même temps, des bouffées de chaleur, de la céphalalgie, de l'anorexie; assez fréquemment une constriction épigastrique pénible ou même de l'épigastralgie. On observe, en même temps, de l'oppression, parfois des suffocations très-fortes et des gonflements épigastriques avec pneumatose gastro-intestinale. La langue est saburrale, blanche ou légèrement jaunâtre, exceptionnellement elle est rouge, sèche et fuligineuse.

Les nausées et les vomissements ne sont pas très-rares. Les nuits sont souvent insomnes, ou bien, si le malade dort, il a des rêves pénibles, des cauchemars et des réveils en sursaut. Dans les cas graves, on observe parfois des soubresauts des tendons et des crampes dans les jambes.

Quand les sueurs sont copieuses et continues, les urines deviennent plus rares, moins abondantes, plus colorées.

Lorsque l'éruption cutanée est imminente, le pouls s'accélère, la peau devient sèche et brûlante, la céphalalgie est plus forte, l'agitation augmente, elle peut devenir excessive; les phénomènes gastriques sont aussi plus intenses. La peau est le siége de picotements au niveau des parties qui seront envahies. Puis, au bout de 12 à 24 heures, on voit apparaître des papules rouges discrètes ou confluentes, offrant assez souvent, à leur centre, un point brillant comme micacé, qui marque la place où s'épanchera la sérosité qui donnera naissance aux vésicules (Dr Pojolat). Cette sérosité, limpide et incolore au début, devient plus tard opaline et comme purulente. Au bout de peu de jours, cette éruption se termine par desquammation.

Si les vésicules restent transparentes, les squammes très-minces sont à peine visibles; si le liquide des vésicules est opalin, les squammes, plus épaisses, sont faciles à apercevoir.

La succession des symptômes est rarement régulière, après un premier paroxysme ou première poussée qui est suivie d'une éruption de vésicules disséminées sur le visage et le cou; une seconde poussée survenant assez souvent la nuit, donne lieu à une extension de l'éruption qui couvre le tronc et rarement le cuir chevelu; une troisième poussée détermine l'apparition des papules sur les membres. Ces poussées sont précédées d'une augmentation de la fièvre, de l'agitation, de la céphalalgie, de l'épigastralgie et de l'oppression.

Si la poussée est plus intense, elle peut occasionner une augmentation des papules et des vésicules sur une partie du corps précédemment envahie par l'éruption. Quand la miliaire gagne la plante des pieds, les picotements, dont ces parties sont le siége, sont très-douloureux.

Sur 80 malades, l'éruption a paru, le quatrième jour, 23 fois; le troisième jour, 18 fois; le cinquième jour, 12 fois; le deuxième jour, 11 fois; le sixième jour, 9 fois; le septième jour, 5 fois; non noté, 25 fois.

Les sueurs, envisagées au point de vue de l'abondance, ont beaucoup varié. Dans les suettes miliaires peu intenses, elles ont été passagères; mais, lorsque la maladie était sérieuse, elles étaient, chez beaucoup de malades, considérables et même excessives. Tantôt ces sueurs abondantes se manifestaient spontanément, tantôt elles étaient provoquées ou augmentées par la grande quantité de couvertures dont on surchargeait les patients. Dans ce dernier cas, la vapeur que la peau des malades exhalait devenait apparente aussitôt que l'on soulevait les couvertures.

Chez un petit nombre de personnes on a observé, avant ou pendant l'éruption miliaire, de véritables *sudamina* sur le cou ou la poitrine, d'autres personnes ont offert, entre les papules, des taches d'un rouge foncé qui rappelaient le rash des Anglais.

Le pouls a varié chez le plus grand nombre des malades entre 70 et 100 pulsations, mais, dans les cas graves ou mortels, il a atteint 120, 125, 136 et 144 pulsations.

La température, prise sous l'aisselle avec un thermomètre centigrade très-sensible, a été d'autant plus élevée, en général, que l'affection était plus grave. Le plus souvent la fréquence du pouls était proportionnelle à l'élévation de la température.

L'augmentation de la fréquence du pouls a été cependant plus variable, moins régulière que l'augmentation de la chaleur.

Pendant les paroxysmes de la fièvre, le thermomètre montait un peu, surtout le soir; dans les cas légers, il a varié entre 36° et 38° centigrades; si la maladie était plus sérieuse, il arrivait à 39°,8. Dans les cas graves, après avoir marqué 38°,9, il a atteint 42°,8 : ces dernières températures ont été notées chez trois malades qui ont succombé (1).

Indépendamment de l'agitation qui est quelquefois excessive chez les personnes affectées de suettes miliaires graves, on ob-

(1) Sur 26 malades, dont 3 sont morts, la température a été régulièrement notée par MM. Mazuel ou Valude. Ce sont ces observations que résume le passage ci-dessus.

serve, dans certains cas, pendant le paroxysme de la fièvre, du subdelirium ou de véritables accès de délire passager, des bouffées de chaleur, des bourdonnements dans les oreilles, une rougeur plus ou moins vive de la face, des soubresauts des tendons.

Dans quelques variétés sérieuses, on a également noté les palpitations de cœur, des battements épigastriques, des menaces de syncope.

Marche et durée.

La marche, les symptômes et la gravité de la maladie épidémique qui a régné à Aubière ont beaucoup varié.

Au commencement de l'épidémie, les suettes miliaires débutaient par des congestions viscérales ; l'éruption se faisait ensuite et débarrassait les organes internes ; puis, si elle était troublée dans sa marche, elle se portait sur les centres nerveux ou les poumons, et se terminait rapidement d'une manière néfaste.

Pendant le mois de mai, quelques malades ont présenté de légers refroidissements ou des frissons quotidiens revenant à la même heure, suivis de réactions fébriles, de chaleurs et de sueurs ; au bout de quelques jours, l'un des accès était compliqué de picotements, le suivant de papules, le troisième de vésicules qui atteignaient successivement le visage, le tronc et les membres.

D'autres fois, c'était l'éruption qui avait lieu par poussées intermittentes, précédées d'une recrudescence de la fièvre, mais sans frisson préliminaire.

Ou bien, c'était un groupe de phénomènes qui diminuaient et augmentaient d'intensité d'une manière périodique. On observait chez ces malades, pendant les paroxysmes : de la céphalalgie, des bouffées de chaleur, des étouffements, de l'épigastralgie et une agitation parfois excessive.

Dans la majorité des cas, la marche de la suette miliaire était irrégulière. Les poussées annoncées par une augmentation de la fièvre, des picotements, étaient suivis de l'apparition de petites papules que surmontaient bientôt des petits points brillants ou des vésicules ; l'éruption était vive, puis elle s'apaisait pour revenir plus vivement en s'étendant à de nouvelles parties du corps, mais sans régularité.

La fièvre et la miliaire étaient généralement de courte durée, mais la convalescence était longue. Cette durée de la maladie a beaucoup varié : sur 50 malades chez lesquels cette circonstance a été exactement notée, nous trouvons que la suette miliaire a parcouru ses diverses périodes, pendant le premier septenaire, dix fois, ce sont les cas les plus légers; en deux septenaires, 34 fois; en trois septenaires, 7 fois.

Les décès sont arrivés pendant la première semaine 9 fois , pendant la 2e semaine , 4 fois.

Pronostic.

En général , les personnes qui ont continué de travailler alors qu'elles étaient déjà sous l'influence des prodromes de la suette miliaire , celles qui s'étaient fatiguées à soigner et à veiller les malades, celles qui redoutaient la maladie , celles encore qui abusaient des boissons alcooliques, ont été généralement frappées plus gravement que les autres.

Très-souvent, surtout au début , la marche était insidieuse : la maladie ne présentait aucun symptôme grave, puis à l'occasion de la moindre imprudence, d'un refroidissement, l'éruption pâlissait, des phénomènes cérébraux se manifestaient , et les malades succombaient rapidement. La présence du rash était d'un mauvais augure , les sudamina avaient moins d'inconvénient.

L'agitation, l'oppression exagérées ; le délire et les convulsions ont été presque toujours mortels quand ils ont coïncidé avec la décoloration de l'éruption. Le pouls dépassant 130 pulsations à la minute et le thermomètre centigrade montant de 38,39 à 40°, annonçaient un état très-grave.

Terminaisons et complications.

Dans les cas légers, la fièvre s'est calmée au bout de 5 à 7 jours; l'éruption se décolorait graduellement et une desquammation peu prononcée dans certains cas , furfuracée et plus manifeste dans d'autres, indiquait la fin de la maladie. Il restait seulement un peu de faiblesse générale et de dyspepsie.

Lorsque l'éruption pâlissait spontanément ou disparaissait brusquement sous l'influence d'un refroidissement, la maladie se portait rapidement sur le système nerveux central; il y avait, suivant l'expression des anciens , *transport au cerveau*; les malades , quand ils pouvaient analyser leurs sensations, se plaignaient de céphalalgie, de bouffées de chaleur; leurs yeux s'injectaient , il survenait du délire qui se terminait par le coma et le râle trachéal, ou bien le délire s'accompagnait d'une agitation excessive , de convulsions qui pouvaient prendre le caractère tétanique; la mort suivait de près ces graves symptômes.

Les phénomènes de congestion pulmonaire avec dyspnée excessive ont été plus rares, mais également très-sérieux.

Quand la maladie se portait, à son début, sur les organes internes et donnait lieu à des bronchites et à des pneumonies congestives, les symptômes de ces maladies s'amélioraient ou disparaissaient quand l'éruption papulo-vésiculeuse se faisait du côté de la peau. Mais cette mobilité des phénomènes morbides rendait le pronostic incertain, car la moindre imprudence supprimait l'éruption et les organes abandonnés, envahis de nouveau, donnaient lieu à des troubles mortels.

Chez un malade qui avait mal à la gorge, la muqueuse palatine était couverte de vésicules. La stomatite et la gingivite ont été également notées.

Un jeune homme de 17 ans, affecté de suette miliaire grave compliquée de pleuro-pneumonie, avec paroxysmes fébriles intermittents, a été traité par la quinine, les préparations antimoniales et le vésicatoire; il a été guéri assez promptement.

Chez François Dégironde, une miliaire confluente avec vésicules pleines d'un liquide séro-purulent a coïncidé avec un érysipèle phlegmoneux de la jambe et de la cuisse droites; la saphène interne et les lymphatiques du même côté étaient engorgés et douloureux; des abcès se sont formés, M. Pojolat les a ouverts. La maladie, quoique très menaçante à ce moment-là, s'est terminée par la guérison. (*Voir plus loin*).

On n'a pu faire aucune autopsie.

Traitement.

Chez les malades qui offraient des phénomènes intermittents, le sulfate de quinine employé à la dose de 40 à 60 centigrammes par jour, a donné de très-bons résultats ; nous devons reconnaître néanmoins que deux de nos malades, appartenant à cette première catégorie, n'ont pu être sauvés à l'aide de ce moyen thérapeutique.

On administrait, en même temps, les remèdes destinés à combattre les symptômes prédominants (boissons délayantes, antispasmodiques, sudorifiques, dérivatifs).

Lorsque la miliaire n'offrait aucun symptôme de périodicité, on avait recours aux boissons délayantes ou légèrement sudorifiques; si l'agitation était très-prononcée, on la diminuait à l'aide de l'éther et du musc qu'on associait aux opiacés. L'état de faiblesse exagéré, si fréquent, a été combattu par les préparations de quina. Si des symptômes bronchiques ou pneumoniques s'ajoutaient à la suette miliaire, le kermès uni à l'opium était prescrit.

Lorsque, par suite d'imprudence ou sans cause connue, l'éruption pâlissait notablement ou disparaissait, les sinapismes, le marteau de Mayor, les bains de vapeur étaient employés ; on administrait en même temps des boissons sudorifiques et des potions renfermant de l'acétate d'ammoniaque et des toniques.

Presque tous les individus chez lesquels la maladie était sérieuse ou grave, ont présenté, pendant la convalescence, de la dyspepsie, un état de faiblesse générale et quelquefois d'anémie, auxquelles on opposait les boissons amères, le vin de quina après les repas et quelquefois les ferrugineux.

Enfin le bain sédatif a été administré, vers le milieu et la fin de l'épidémie, par un médecin étranger au service médical, qui l'a non seulement employé à Aubière mais aussi à Clermont.

Voici les renseignements qui m'ont été communiqués sur ce genre de médication.

Mme B., de Clermont, âgée d'environ 56 ans, a été atteinte de pleuro-pneumonie dans la nuit du 17 au 18 mai ; le 24, la maladie s'est compliquée d'une sensation de froid, puis il est survenu une éruption miliaire. Le 30, on a mis cette dame dans un bain sédatif ; à dater de ce moment, elle est allée de mal en pis et le lendemain elle est morte.

A Aubière, la femme F. B., âgée de 47 ans, a été également plongée dans un bain sédatif le 16 mai, elle est morte avant qu'on ait eu le temps de la sortir de l'eau.

Quelques autres malades ont pu être traités par cette médication, sans qu'aucun d'eux ait succombé.

Afin de donner une idée des variétés de forme que la miliaire a présentée pendant la durée de l'épidémie d'Aubière, nous allons reproduire ici quelques-unes des Observations recueillies par les médecins chargés du service médical.

1re OBSERVATION. — *Suette miliaire avec fièvre, sueurs abondantes, céphalalgie, agitation, bouffées de chaleur, épigastralgie, oppression, épistaxis : guérison.*

Marie Blanc, âgée de 17 ans, est d'une bonne constitution ; elle avait mal à la tête depuis le 17 mai, lorsque, le 20 du même mois, elle se plaignit d'une forte chaleur et d'une céphalalgie plus vive. La nuit suivante elle fut très-agitée et des sueurs abondantes se déclarèrent ; les urines étaient rouges et n'étaient pas diminuées.

Le 21 matin, elle était dans un bain de sueur avec la face rouge et congestionnée et la langue blanche ; la céphalalgie était intense, le pouls donnait 76 pulsations à la minute. La température s'élevait à $+ 58,5$ (potion tonique, sirop d'éther). — On recommande de diminuer un peu les couvertures qui sont trop épaisses.

Le soir moins de céphalalgie, mais il est survenu de la pesanteur à l'épigastre et des borborygmes ; pouls à 80 p., température à 37°,8. Pendant la nuit : légère épistaxis, picotements sur tout le corps, sommeil impossible.

Le 22 matin, tout le corps, moins le cuir chevelu et les mains, est couvert de papules rouges ; les vésicules sont peu nombreuses, les douleurs ont disparu, le pouls donne 80 pulsations, le thermomètre est à 37°,9. Le soir, bouffées de chaleur, céphalalgie, nouvelle épistaxis : pouls à 90, température + 38°,2.

Le 23, l'éruption vésiculeuse de la tête, du cou et de la poitrine a augmenté, le pouls et la température sont les mêmes.

Le soir, réapparition des bouffées de chaleur, de la céphalalgie : picotements, insomnie.

Le 24, mouvement fébrile plus intense, pouls à 115, température à 38°,8, céphalalgie moins forte, petite douleur à la base de la poitrine pendant l'inspiration.

Le 25, peu de sueur, pouls à 100 pulsations, température à + 38°,7. De midi à 4 heures, bouffées de chaleur, céphalalgie, constriction épigastrique, borborygmes, besoins fréquents d'uriner, mixtion accompagnée de sensation de cuisson ; la nuit est agitée.

Le 26, amélioration ; la malade va à la garde-robe, la langue est toujours blanche ; pouls à 110, température à + 37°,8. Le soir, agitation, épistaxis abondante, faiblesse consécutive, pouls petit, dépressible. (Potion au perchlorure de fer).

Le 27, le pouls s'est relevé, la face palmaire du doigt présente des vésicules nombreuses ; le pouls donne 92 pulsations et le thermomètre + 38°.

Le 28, l'éruption s'affaisse, elle est moins rouge, la desquammation commence, le pouls est descendu à 84 pulsations ; le thermomètre est à 37°,8. La nuit a été calme, la malade a sommeillé.

Le 29, appétit revenu, langue moins saburrale, pouls à 75, température à 37°,9. La desquammation continue ; bon sommeil.

Le 30, pouls à 76, température à + 37°,2.

Le 1er, la résolution est complète, la desquammation est presque partout achevée, la malade un peu faible est en convalescence.

(MAZUEL).

2me OBSERVATION. — *Suette miliaire avec sueurs abondantes, fièvre assez vive, nausées, vomissements, céphalalgie légère, bouffées de chaleur, rêves pénibles, subdelirium passager, palpitations fortes. Guérison.*

Maillot-Dépaillet, femme âgée de 51 ans, est sujette, depuis qu'elle a cessé d'être réglée, à des bouffées de chaleur et à quelques troubles nerveux peu importants.

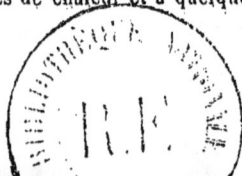

Depuis le 18 mai, elle ressent de la faiblesse dans les jambes, de la céphalalgie, une courbature générale. Elle se plaint d'avoir éprouvé des frissons suivis de nausées, sans vomissements. Malgré ces symptômes, elle continue de s'occuper de l'ouvrage de la maison.

Le 22, elle est plus fatiguée, la langue est saburrale, l'appétit est diminué, les nausées persistent, les selles sont régulières, les urines de couleur normale ne sont pas diminuées; les sueurs sont abondantes au moment de l'examen du médecin. Il existe déjà une éruption rouge prononcée sur la poitrine, un peu sur les bras; il y a en outre des démangeaisons intenses. Le pouls donne 100 pulsations, la température est à 58°,2.

Le 23, la nuit a été calme, la malade se trouve mieux que la veille, la soif est modérée, la langue est bonne, l'appétit est un peu revenu. Hier, la chaleur à la peau et les sueurs ont été considérables, pas de suffocation. Un certain nombre de papules ayant leur siège sur la face et la poitrine sont surmontées de petites vésicules. Pouls à 84, température à 36°,8.

Le 24, quelques bouffées de chaleur, peu de céphalalgie, sueurs peu copieuses, quelques nausées, pouls à 60 pulsations, température à 36°,4; somme toute, l'amélioration persiste.

Dans la journée, la malade mange un peu trop, son repas est suivi de fatigue générale, de frissons dans le dos, de palpitations de cœur, de bouffées de chaleur à la tête; elle a des rêves très-pénibles qui ont déterminé du subdelirium; il y avait en même temps des sueurs abondantes et des démangeaisons. Une nouvelle éruption s'est faite sur la poitrine et l'épigastre. Le pouls est monté à 80 pulsations et le thermomètre à 57°,5.

Entrée en convalescence le 27 mai.

(POJOLAT ET VALUDE).

3me OBSERVATION. — *Suette miliaire grave, à forme intermittente; augmentation, le soir et pendant la nuit, de la fièvre et de l'agitation; constriction épigastrique. Guérison.*

Le docteur Teilhol, qui est d'une bonne constitution et dans la force de l'âge, exerce la médecine à Aubière. Il avait la confiance du plus grand nombre des habitants. Lorsque la suette devint épidémique, on ne lui laissa plus ni trève le jour, ni repos la nuit. Il devait, étant ainsi surmené, payer inévitablement son tribut à l'épidémie.

Dans la soirée du 15 mai 1875, ce médecin fut pris, en revenant de ses visites du soir, d'une extinction de voix presque complète; il ressentit, en même temps, de légers frissons le long de la colonne vertébrale; il éprouvait déjà, depuis six jours, du dégoût pour les aliments, quelques nausées et beaucoup de fatigue.

Le 16, à 2 heures du matin, il se réveilla couvert de sueur et ayant une fièvre assez vive. Son confrère Pojolat, étant installé chez lui, il prit la sage détermination de se faire transporter à Clermont, où il arriva à 8 heures du matin.

Le même jour, avant midi, un frisson intense se manifesta, une réaction fébrile lui succéda, mais le pouls ne dépassa point 80 pulsations à la minute. La sueur fut continue et modérée; pendant la nuit, on observa des alternatives de sommeil et d'agitation.

Le 17 matin: augmentation de la fièvre, pouls à 96, langue saburrale; on aperçoit quelques rougeurs sur le devant du cou et le haut de la poitrine; à 6 heures du soir, la fièvre augmente, pouls à 100; la sueur n'est pas aussi forte que la veille, l'agitation et l'oppression sont très-grandes, la soif est vive, les urines très-claires et peu colorées; une éruption papuleuse couvre le cou et la poitrine.

Le 18, à 2 heures du matin, peau sèche et chaude, oppression forte, agitation extrême; on a de la peine à maintenir le malade dans son lit.

La potion éthérée, les frictions sèches sur toutes les parties du corps, les sinapismes ne modifient point l'état du malade et ne ramènent pas le calme. L'éruption pâlit de plus en plus, l'oppression est plus grande, la respiration est courte et fréquente. Le malade, qui étouffe, fait ouvrir les portes et les croisées. L'épigastralgie fait des progrès incessants et se change en une véritable constriction; le pouls est très-fréquent, la peau reste sèche.

A trois heures du matin, les docteurs Bourgade et Gagnon sont appelés, ils font donner une douche de vapeur : elle est suivie d'une poussée énorme du côté de la peau; la figure se congestionne, les mains se gonflent et rougissent, l'épigastralgie persiste néanmoins et l'orthopnée devient extrème; le trismus vient se joindre aux autres phénomènes; l'asphyxie paraît imminente. On promène alors le marteau de Mayor sur la région de l'estomac. Sous l'influence de ce remède, la dyspnée diminue, la contraction tétanique des muscles du visage disparaît, la respiration devient libre et le malade s'assoupit. A ce moment, une éruption confluente d'un rouge foncé, couvre tout le corps, mais la peau est à peine humide; elle le devient davantage dans la journée.

Le matin, à sept heures et demie, les docteurs Bourgade, Gagnon et Nivet sont auprès du malade et redoutent pour M. Teilhol un nouvel accès nocturne grave, comme on en a observé chez quelques malades d'Aubière; ils se décident à employer le sulfate de quinine. Le malade accepte ce remède sans hésiter, et il prend, en plusieurs fois, un gramme de ce médicament dans la soirée. Un emplâtre vésicatoire est appliqué au mollet, et l'on continue l'usage d'une potion calmante contenant du musc et de l'éther.

La première partie de la nuit suivante est assez bonne, on note seulement un peu de subdelirium et d'agitation. Mais, vers deux heures du matin, la fièvre augmente, la peau devient moins humide, le malade a de la peine à réunir ses idées; il prononce de temps en temps des paroles incohérentes, l'agitation et l'oppression, quoique moins grandes que pendant la nuit précédente, sont plus fortes que pendant le jour.

Le 19, à cinq heures du matin, nouvelle douche de vapeurs: la sueur arrive, l'éruption se complète et le subdelirium cesse. Il reste seulement de la faiblesse et des bourdonnements d'oreilles.

Le 20, la matinée a été bonne, l'après-midi encore meilleure.

Pour maintenir cet état de calme on prescrit du sirop de chloral qui est mal supporté. Le sulfate de quinine est continué, on revient alors à l'usage du musc et de l'éther.

Malgré l'amélioration obtenue, le malade est inquiet, le pouls reste à 106, l'éruption est incomplète, beaucoup d'élevures ressemblent plutôt à des sudamina qu'à de véritables vésicules ; il redoute une nouvelle crise pour la nuit suivante, heureusement ses craintes ne se réalisent pas.

Le 21, le malade va mieux, il prend un bouillon, l'éruption vésiculeuse devient blanchâtre. L'amélioration continue du 22 au 24.

Dans la nuit du 24 au 25 le malade est moins bien, cependant le pouls ne dépasse pas 88 pulsations à la minute; le malade se plaint d'avoir de la dyspepsie, quelques crampes d'estomac et beaucoup de faiblesse.

Viande crue et vin de quina Laroche.

Les derniers symptômes de la maladie se dissipent rapidement, et le 5 juin le docteur Teilhol part pour la campagne, d'où il est revenu très-bien portant le 21 juin suivant. (Docteur NIVET.)

4ᵐᵉ OBSERVATION. — *Suette miliaire, avec sueurs abondantes, paroxysmes précédés de frissons pendant la nuit ; la fièvre augmente peu, mais il y a de l'agitation, de la céphalalgie et des suffocations. Guérison.*

—

Catherine Arnaud-Chabre, femme âgée de 48 ans, sentit en se levant, le 18 mai, une légère céphalalgie et un peu de fatigue. Elle se rendit, malgré cela, au ruisseau où elle lava du linge. Dans la soirée, elle fut atteinte de frissons qui furent suivis de bouffées de chaleur au visage, de pesanteur à l'estomac et d'une oppression forte; elle dut se mettre au lit.

Le 19 matin, on la trouve inondée de sueur; il est vrai que ses couvertures sont un peu trop épaisses; l'appétit est diminué, la fièvre est assez forte, le pouls est à 100 pulsations et la température à + 37°5. (Potion tonique et dans l'intervalle, sirop d'éther).

Le lendemain, le mouvement fébrile est à peu près le même; la malade se plaint de ressentir des picotements dans les épaules et les bras.

Les frissons se renouvellent pendant la nuit, ils sont suivis d'agitation et de bouffées de chaleur. Le nombre des pulsations du cœur et la température de la peau n'ont pas changé.

Le 21 : cessation des douleurs, éruption de papules et de vésicules sur le cou, la poitrine, le dos, les bras et les cuisses; les sueurs ont diminué. Pouls à 68, température à 57°, 4.

Le 22, à 4 heures du matin, les frissons sont revenus accompagnés de céphalalgie, d'agitation, de lumbago et de suffocations; une amélioration passagère a eu lieu vers 11 heures; les malaises ont reparu vers deux heures et demie du soir. Le pouls est normal pour la fréquence, et la température est restée la même. (On administre 0,40 cent. de sulfate de quinine).

Le 23, le frisson revient suivi d'un accès de fièvre, le pouls remonte à

80 pulsations, la température est à 37°, 8; la malade se plaint de ressentir des picotements et des bouffées de chaleur.

Une nouvelle éruption s'est faite, le nombre des papules et des vésicules de la poitrine et du dos a augmenté.

Le 24, à 5 heures du matin, nouveaux frissons avec agitation et picotements dans les seins; pouls à 76, température à 37°, 7.

On continue l'usage du sulfate de quinine 0 gr. 40.

La malade se plaint d'éprouver des bourdonnements d'oreilles.

Le 25, à cinq heures et demie du matin, le frisson revient encore compliqué d'épigastralgie, de picotements dans le sein droit; le pouls donne 72 pulsations, le thermomètre 37°, 2.

La nuit suivante a été calme.

Le 26, on observe quelques bouffées de chaleur, le pouls est normal, l'éruption très-légère a disparu, la desquammation est presqu'insensible. — L'appétit commence à revenir, le sommeil est bon.

Le 27, il reste un peu de faiblesse.

Le 2 juin, la malade commence à travailler.

(MAZUEL.)

5me OBSERVATION. — *Suette miliaire à forme périodique, suivie d'une fièvre intermittente. Sulfate de quinine. Guérison tardive.*

—

Bruly-Chabre, mariée, âgée de 43 ans, est fatiguée depuis trois jours; elle a été obligée de s'aliter le 14 mai. Elle avait, ce jour-là, des faiblesses, des douleurs au niveau de la ceinture, de légers frissons; la langue était bonne, pas de trace d'éruption, légère moiteur, pouls à 96. Cet état se maintient sans changements notables du 14 au 19 mai.

Le 20, la malade présente de la fièvre, un pouls plein et fort à 94; la peau est moite, l'appétit est nul, le sommeil est souvent interrompu par des rêvasseries; elle a peur quand elle se réveille, les suffocations sont fréquentes, elle a des alternatives de chaleur et de frissons, les urines ne sont pas diminuées, une évacuation alvine a eu lieu (Bourrache, poudre de Dower, bouillon mêlé d'un peu de vin).

Le 21, insomnie et suffocations pendant la nuit, vomissements glaireux mêlés de bile. Une éruption discrète de papules s'est manifestée. On remarque, sur certains points, de gros sudamina; les picotements n'ont pas cessé. Langue assez bonne, pouls à 90.

Les frissons n'ont pas reparu, mais les vomissements se sont renouvelés pendant la nuit. (Suppression de la poudre de Dower).

On administre la quinine.

Le 22: fièvre, agitation, nuit mauvaise, peau moite; les papules sont couvertes de vésicules de miliaire, mais la rougeur de la peau est moins vive.

Pendant la nuit suivante, état de faiblesse prononcé, sueurs abondantes, anorexie, pouls à 80. (On continue le sulfate de quinine).

La nuit du 22 au 25 a été mauvaise; après quelques moments de sommeil, réveil en sursaut; à quatre heures, menace de syncope, nausées, toux, l'éruption pâlit. Pouls à 75, température à + 57°,2.

Le 24 matin, la nuit précédente a été très-pénible : fièvre, chaleur vive, sueur peu abondante, nausées, suffocations, selles normales; l'éruption s'est étendue aux mains, pouls à 72, température à 57°,2.

Le 25. Pendant la nuit précédente, un frisson suivi d'une chaleur intense et de sueurs a marqué le début de la fièvre et cependant la malade prend, matin et soir 0,40 centigrammes de sulfate de quinine depuis le 22 mai. Les suffocations ont cessé, mais le sommeil a manqué; la malade se plaint de tintements d'oreilles, de bruits dans la tête, de surdité. Vers trois heures du matin, nausées.

L'éruption a cessé, la desquammation s'opère.

Le 26, la nuit a été bonne. Entrée en convalescence, en ce qui concerne la miliaire: mais la malade a conservé des accès de fièvre intermittente qui ont cédé, au bout de quelques jours, à l'usage du sulfate de quinine.

(Docteur POJOLAT).

6me OBSERVATION. — *Suette miliaire compliquée de fièvre vive, d'agitation et de délire. Mort.*

—

Le nommé C....., âgé de 24 ans, qui faisait assez souvent usage de boissons alcooliques, était souffrant depuis le 6 mai; il a continué son travail ordinaire qui l'obligeait souvent à descendre à la cave.

Dans la nuit du 6 au 7 mai, il est survenu un frisson qui a été suivi de fièvre intense avec rougeur vive du visage, épigastralgie, coliques, pneumatose gastro-intestinale et oppression.

La sueur, qui ne tarde pas à se joindre à ces phénomènes, est abondante à la tête, elle est modérée sur le reste du corps.

Le 8 matin, la fièvre et les autres symptômes s'apaisent un peu: le malade éprouve des picotements sur le visage, le cou et le tronc. Dans la soirée, une éruption papuleuse abondante couvre le cou et le visage; elle est moins apparente sur la poitrine.

Le 9 matin, les docteurs Gagnon, Nivet et Teilbol constatent les symptômes suivants : la rougeur du visage est vive, la sueur est très-abondante sur ce point, l'éruption papuleuse et vésiculeuse est confluente sur le cou, un peu moins sur le visage; la peau est chaude, le pouls donne 80 pulsations à la minute: les troubles gastriques et l'oppression n'ont pas cessé.

Dans la soirée, la fièvre augmente et il survient du délire et de l'agitation.

Le 16 matin, l'état du malade est à peu près le même. Pendant la messe une domestique consent à lever ce malade pour faire son lit, un refroidissement a lieu, l'éruption pâlit; bientôt la fièvre, le délire et l'agitation augmentent. Cet état persiste le lendemain sans amélioration, et le malade meurt à une heure du matin.

Au début ipécacuanha, puis boissons sudorifiques, potion tonique et dia-
phorétique.   (Docteurs NIVET et TEILHOL).

7mᵉ OBSERVATION. — *Suette miliaire grave compliquée de phlébite,
de limphangite et d'érysipèle phlegmoneux du membre pelvien
droit. — Formation d'abcès. — Ouverture. — Guérison.*

Dégironde, François, âgé de 53 ans, a présenté, le 28 avril, les symptômes d'une pneumonie : frisson suivi de point de côté, bruits stéthoscopiques
annonçant une pneumonie à son début. On applique un emplâtre vésicatoire
qui calme ces accidents.

Le 1ᵉʳ mai, embarras gastrique, fièvre et sueurs abondantes avec picotements. Administration d'un gramme de poudre d'ipécacuahna et de boissons
légèrement sudorifiques.

Le lendemain, éruption papuleuse confluente qui couvre tout le tronc et
une partie des membres.

Le 3 et le 4 mai, la fièvre est vive, le pouls à 96 : l'agitation est grande,
le délire complet; on est obligé de faire maintenir ce malade dans son lit,
par deux hommes.

On administre une potion antispasmodique et on applique un vésicatoire sur
chacune des jambes.

Le 5, les papules se sont couvertes de vésicules; de plus, un érysipèle
phlegmoneux occupe la partie postérieure de la jambe droite, et inférieure de
la cuisse du même côté.

La veine saphène interne est engorgée, dure et douloureuse, depuis les
parties de la peau qui sont enflammées, jusqu'au point où elle s'ouvre·dans la
veine crurale; les vaisseaux lymphatiques qui l'accompagnent forment des
traînées rouges et douloureuses.

Une épistaxis qui a eu lieu au commencement de cette dernière maladie, a
beaucoup affaibli ce malade.

Le 9 mai, l'éruption miliaire est opaline; le liquide que contiennent les vésicules est purulent, un calme relatif s'est établi, le subdelirium nocturne est
remplacé par le délire continu.

Du 9 au 13, l'état du malade varie peu; il a plus de fièvre, il est plus agité
la nuit; c'est surtout quand il est assoupi que le subdelirium se manifeste.

Malgré la présence des érysipèles de la cuisse et de la jambe, l'éruption suit
son cours, et le 14 la desquammation est complète et la peau du tronc a repris
sa couleur normale.

Du 14 au 17. L'inflammation érysipélateuse devient plus profonde, la fluc-
tuation, douteuse d'abord, devient évidente le 17, et l'on constate la présence
d'un abcès profond dans le mollet.

Cet abcès est ouvert avec le bistouri.

Quelques jours plus tard, un abcès s'est formé à la partie inférieure de la
cuisse; il a été ouvert comme le premier.

La convalescence de ce malade a été longue, mais il s'est très-bien rétabli.
                                              (Docteur POJOLAT

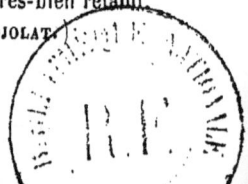

Clermont, typ. F. THIBAUD.

Clermont, Typ. FERDINAND THIBAUD, rue St-Genès, 10.

www.ingramcontent.com/pod-product-compliance
Lightning Source LLC
Chambersburg PA
CBHW070746210326
41520CB00016B/4592